Régime Dash

Guide de régime pour les débutants pour réduire la pression artérielle, l'hypertension et des recettes éprouvées pour la perte de poids (Livre en Français / Régime Dash French Book)

Par Louise Jiannes

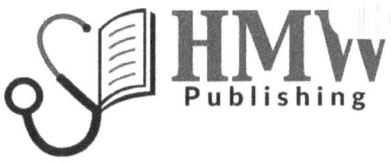

Pour plus de livres exceptionnels visitez :

HMWPublishing.com

Téléchargez un autre livre gratuitement

Je tiens à vous remercier d'avoir acheté ce livre, et je vous offre un autre livre (tout aussi long et précieux que celui-ci), « Les Erreurs de Santé et de Remise en Forme Que Vous Ne Savez Pas Que Vous Commettez », totalement gratuit.

Visitez le lien ci-dessous pour vous inscrire et le recevoir:
www.hmwpublishing.com/gift

Dans ce livre, je briserai les erreurs de santé et de remise en forme les plus courantes, que vous commettez probablement en ce moment. Je vais également vous révéler comment vous pouvez facilement obtenir la meilleure silhouette de votre vie!

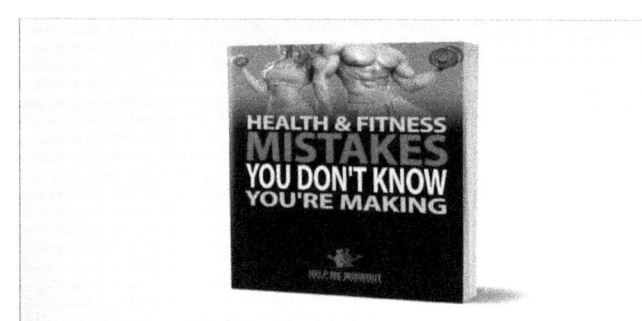

En plus de ce cadeau précieux, vous aurez aussi l'occasion d'obtenir nos nouveaux livres gratuitement, de profiter de nos offres, et de recevoir d'autres e-mails précieux de moi. Encore une fois, visitez le lien suivant pour vous inscrire: www.hmwpublishing.com/gift

Table des matières

INTRODUCTION   7

CHAPITRE 1 : LE RÉGIME LE PLUS EFFICACE QUE VOUS DEVRIEZ CONNAÎTRE   11

Qu'est-ce que le régime DASH?................12

Pourquoi le régime DASH a-t-il été créé?................14

Comment fonctionne le régime DASH?................16

Qui devrait suivre le régime DASH?................18

CHAPITRE 2 : COMMENT SUIVRE UN RÉGIME DASH RÉUSSI   21

Astuce 1 : Consultez votre médecin régulièrement (Sachez ce que vous pouvez obtenir de celui-ci)................22

Astuce 2 : Faites la nourriture que vous aimez manger........24

Astuce 3 : Ne pas trop réfléchir au sujet du régime DASH (La routine)................26

Astuce 4 : Suivez les recettes 28

Astuce 5 : Faites le changement progressivement................30

Astuce 6 : Récompensez-vous pour chaque succès, et ne soyez pas trop dur avec vous lorsque vous gaffez................32

Astuce 7 : Bougez et faites de l'exercice................33

Astuce 8 : Recherchez des personnes qui vous rejoindrons 36

Exemples de Recettes 38

Pizza Margherita à grains entiers................41

Bœuf Stroganoff 44
Peau de pommes de terre 47
4. Scones chocolat aux framboises 49
4. Palette de fruits saisonniers 51
5. Glace arc-en-ciel 53
6. Salade de poulet Buffalo 54
7. Chili blanc au poulet 56
8. Velouté de tomates au curry 59
9. Ceviche de crevettes 62
Portions alimentaires recommandées 64
Légumes: 4 à 5 portions par jour 65
Fruits: 4 à 5 portions par jour 67
Produits laitiers: 2 à 3 portions par jour 68
Changez pour un mode de vie plus sain 71

CHAPITRE 3 : LES RÉCOMPENSES QUE VOUS GAGNEREZ   76
La prévention du diabète 76
La perte de poids 80
La prévention de l'hypertension 82
La prévention de l'ostéoporose 84
La santé des reins 85
La prévention du cancer 86

CONCLUSION   87

Derniers Mots   94

À propos du co-auteur   96

INTRODUCTION

Dans la modernité d'aujourd'hui, nous sommes tous préoccupés par notre santé plus que jamais. Ceci est dû à l'augmentation des maladies, des virus et autres pouvant influer sur la façon dont nous vivons, et la façon dont nous pouvons continuer de vivre de la manière que nous voulons ou devons. En raison de cela, de nombreux nouveaux régimes importants ont vu le jour. L'un des plus populaires, sinon le plus populaire, est le régime DASH. Ce dernier est destiné à la prévention et le traitement de maladies courantes telles que l'hypertension artérielle et le diabète. Mais en particulier, la diminution de l'apport de sodium, de sucres et de graisses. Bien qu'il soit conçu pour cela, il s'est avéré très efficace pour la perte de poids, mais également la réduction des risques d'ostéoporose, de problèmes rénaux et de cancer.

Ce livre vous présente ce régime bénéficiant d'une bonne réputation. Non seulement ce premier vous permettra de vous familiariser avec les nouveaux conseils de régime alimentaire les plus efficaces, mais il contient également des exemples de recettes qui seront très pratiques pour vous. Ceci étant donné que vous commencez un voyage sain, adapté au nouveau régime DASH. Il y a aussi des suggestions pour un changement de style de vie plus sain. Vous vous rapprocherez ainsi de votre rêve d'être en meilleure santé, alors ne manquez pas la possibilité de réaliser votre potentiel d'être un individu en bonne santé et en forme. Voyez la meilleure version de vous-même en suivant le régime DASH, et prenez à cœur les informations contenues dans ce livre.

Aussi avant de commencer, je vous recommande de **souscrire à notre bulletin d'informations par e-mail**, pour recevoir les mises à jour de nouveaux livres ou de promotions à venir. Vous pouvez vous inscrire gratuitement, et en prime, vous recevrez un cadeau gratuit. Notre livre : «Les Erreurs de Santé et de Remise en Forme Que Vous Ne Savez Pas Que Vous Commettez». Ce livre a été écrit pour démystifier, dénoncer tout haut, et enfin vous équiper avec les informations dont vous avez besoin pour obtenir la meilleure silhouette de votre vie. En raison de la quantité énorme de mésinformations et mensonges proférés par les magazines et les « gourous » autoproclamés, il devient de plus en plus difficile d'obtenir des informations fiables pour se remettre en forme. Et plutôt que cela, vous passez par des dizaines de sources biaisées, douteuses et non fiables pour obtenir vos informations de santé et de remise en forme.

Encore une fois, joignez-vous gratuitement à notre bulletin d'informations par e-mail, et recevez une copie gratuite de ce précieux livre. Veuillez visiter ce lien et inscrivez-vous maintenant :

www.hmwpublishing.com/gift

CHAPITRE 1 : LE RÉGIME LE PLUS EFFICACE QUE VOUS DEVRIEZ CONNAÎTRE

De nos jours, les conseils sur la perte de poids sont partout. En particulier sur les médias sociaux, et il y a tellement de vidéos et de photos qui donnent des conseils sur les détails pour suivre un régime. Cependant, ces suggestions de santé ne sont pas fiables. Mais en dépit de leur invalidité, beaucoup de gens les prennent encore au sérieux. C'est une perte de temps, voire un danger pour les personnes qui s'adaptent rapidement à ce qu'Internet leur dit. Vous serez désormais épargné de ces absurdités, parce que vous allez apprendre ce qu'est réellement un régime. C'est le régime le plus efficace que vous devriez suivre, au lieu de faire du tâtonnement avec d'autres méthodes tendance. Nous avons un seul corps et une seule vie. Nous ne pouvons donc pas nous permettre de faire des expériences avec notre santé.

Qu'est-ce que le régime DASH?

Le régime DASH n'est pas seulement une autre tendance sociale infondée. Il est bien documenté et étudié. En fait, il est approuvé par les médecins et d'autres organisations comme l'Institut nationale du cœur, des poumons et du sang, l'American Heart Association, les directives diététiques pour les Américains, et les lignes directrices Américaines pour le traitement de l'hypertension artérielle. Le régime DASH est une approche diététique qui aide à prévenir l'hypertension, à réduire le taux de cholestérol dans le corps, à améliorer la production d'insuline, et même à abaisser la tension artérielle. Le régime DASH va au-delà des conseils des laïcs sur la diminution de sodium dans l'alimentation. Il va jusqu'à concevoir son programme d'alimentation de produits laitiers faibles en gras ou sans gras, plus de fruits et plus de légumes, pour abaisser la tension artérielle. Il insiste sur l'importance de consommer moins de céréales raffinées, et privilégier plus de grains entiers. Le régime DASH est riche en fibres, en potassium, en magnésium et en calcium.

A l'origine, le régime DASH est conçu pour abaisser la tension artérielle, et non pour être un programme alimentaire pour la perte de poids. Principalement, il contient des grains entiers, du poisson, de la volaille, des noix, des haricots, des viandes maigres, et de la graisse modérée. Le régime DASH est comparable au régime méditerranéen, car il a des lignes directrices particulières. En raison de la faible teneur en sodium de ce régime, comparable à la charge de vitamines et de minéraux, il réduit non seulement la pression artérielle, mais il aide aussi à réduire le cholestérol. Le régime DASH est simple, et met l'accent sur :

- La consommation de plus de fruits, de légumes et de produits laitiers faibles en gras
- La réduction de la consommation d'aliments riches en cholestérol, en gras trans et en graisses saturées.
- La consommation d'une quantité modérée de grains entiers, de volaille, de poisson et de noix.
- La limitation de la consommation de sucreries, de sodium, de boissons sucrées et de viandes rouges.

Pourquoi le régime DASH a-t-il été créé?

Le régime DASH n'a pas été conçu à l'origine pour réduire les graisses indésirables dans votre corps. Il a cependant été créé pour aider les gens comme nous à vivre en meilleure santé, et avoir moins de risques de contracter des maladies. Pour être précis, ce type de régime peut vous aider à prévenir l'hypertension, réduire le cholestérol, améliorer la sensibilité à l'insuline, et il a été prouvé qu'il abaisse la tension artérielle à un niveau sain. En outre, ce régime est devenu plus populaire en raison de l'avantage de perdre du poids tout en mangeant une bonne quantité de nourriture, qui est plus soigneusement choisie. Comme mentionné plus haut, vous pouvez même manger de la viande pour maintenir un apport en protéines équilibré. Cela vous aidera à garder ou à gagner du muscle tout en perdant du poids dans le processus. Une autre chose que ce régime fait, est qu'il vous permet d'éviter de manger des « glucides vides ».

Les glucides vides sont des glucides qui n'ont pas la bonne quantité de fibres. Les glucides raffinés sont considérés comme malsains en ce sens. Certains d'entre eux sont des aliments à base de farine blanche comme les gâteaux, les biscuits, le pain blanc, etc. Les mauvais glucides peuvent également venir des boissons gazeuses, de l'alcool, et même du riz blanc. Il est préférable de manger des grains entiers, des noix, des légumes, des fruits, et d'autres aliments qui sont des sources de bons glucides. Il est important de mentionner que ce régime n'est pas une alimentation « faible en glucides ». Il vous faut juste manger les bons types de glucides, car les glucides sont la principale source d'énergie du corps. Ce qui les rend ainsi important pour le bon fonctionnement de ce dernier.

Comment fonctionne le régime DASH?

Au cours des années 2011 jusqu'à 2015, le régime DASH a été classé par le U.S. News & World Report comme le numéro un des régimes alimentaires. Beaucoup de gens ont suivi ce régime. Les remèdes naturels et une alimentation saine, sont considérés comme la meilleure prévention et le meilleur traitement des maladies telles que l'hypertension et le diabète. L'effet du régime DASH sur le corps est semblable à ce que les prescriptions coûteuses font. Les médicaments peuvent abaisser la tension artérielle et diminuer la probabilité qu'une personne soit victime d'une crise cardiaque, d'un accident vasculaire cérébral, ou d'une insuffisance cardiaque. Le régime DASH a un effet similaire sur votre santé.

Même si vous n'avez pas d'hypertension et d'autres maladies, il est toujours conseillé de suivre le régime DASH pour vous empêcher de contracter des maladies. Si vous pensez souffrir d'hypertension, consultez immédiatement votre médecin, et demandez lui si vous pouvez juste suivre le régime DASH au lieu de prendre des médicaments. D'autre part, si vous êtes une personne souffrant d'hypertension et que vous êtes déjà sur ordonnance, parlez-en avec votre médecin pour savoir si vous pouvez passer au régime DASH, et cesser de prendre progressivement les médicaments.

Qui devrait suivre le régime DASH?

Le régime DASH s'adapte également aux préférences personnelles de la personne, dans le sens où il a aussi un plan d'alimentation pour les gens qui sont végétariens, omnivores, ou les personnes qui veulent un régime entièrement naturel (ce qui signifie sans additif). Il y a même une option pour créer votre plan de perte de poids avec le régime DASH, à l'aide des livres « The DASH Diet Action Plan », et « The DASH Diet Weight Loss Solution ». Fondamentalement, tout le monde peut les utiliser, jeune comme vieux, gros comme mince. Cependant, vous pouvez être certain que vous le pouvez, et vous devriez suivre ce plan de régime si vous voulez obtenir des résultats positifs. De plus, il est recommandé pour les personnes qui souffrent d'hypertension ou de pré-hypertension.

Ce ne sont que quelques-unes des raisons pour lesquelles le régime DASH est très populaire, et pourquoi il a été classé numéro 1 de l'alimentation par l'US News and World Report pendant 5 ans, à savoir 2011, 2012, 2013, 2014 et 2015. Il est également recommandé par plusieurs groupes et associations comme l' « Institut nationale du cœur, des poumons et du sang », l' « American Heart Association », « les directives diététiques pour les Américains », et « les lignes directrices Américaines pour le traitement de l'hypertension artérielle ».

En 2017, le régime DASH a également été classé encore une fois, comme le meilleur régime pour la 7ème année consécutive, par l'US News and World Report.

CHAPITRE 2 : COMMENT SUIVRE UN RÉGIME DASH RÉUSSI

Suivre un régime n'est pas facile. Et l'adoption d'un nouveau régime est encore plus difficile. Cela demande énormément de patience et de discipline pour réussir. Il faut beaucoup de courage et d'ajustements pour créer une nouvelle habitude saine. Un régime correct ne dure pas seulement 1 ou 2 semaines, mais bien plus encore. Un nouveau régime alimentaire a un effet positif notable après 4 ou 5 semaines. Commencer et terminer un régime correct prend au moins un mois, et peut atteindre quelques années, voire plus. Dans ce chapitre, vous apprendrez des astuces sur la façon dont il vous sera plus facile de suivre le régime DASH, et de devenir plus fort et plus sain. Ça a l'air bien non ? Voici quelques conseils que vous pouvez suivre pour démarrer facilement votre nouveau régime DASH.

Astuce 1 : Consultez votre médecin régulièrement (Sachez ce que vous pouvez obtenir de celui-ci)

Ce n'est pas vrai que n'importe qui peut faire tous les régimes, et que tous les aliments sont sains. Parfois, suivre un régime spécifique peut causer plus de tort que de bien à une personne, si elle subit ce processus. Et donc, la meilleure chose à faire avant de commencer un régime est de consulter votre médecin. Il n'y a rien de mal à en savoir plus sur votre corps. Il est également préférable de savoir si le programme de régime sera bénéfique ou préjudiciable pour votre santé. Il y a tellement de choses à considérer en ce qui concerne le meilleur régime alimentaire pour une personne, comme vos propres objectifs, votre état sous-jacent, votre taux de graisse, votre niveau de stress, et même votre métabolisme. Votre médecin peut trouver ces informations pour vous, et vous recommander un plan plus spécifique pour votre santé. C'est par exemple le cas pour un aliment particulier, et le moment où vous devez le consommer. Même la méditation peut être recommandée si vous êtes un individu stressé, et que cela a affecté votre alimentation. Bien que cela puisse sembler être une étape d'alimentation à la cuillère, il vous sera plus facile de commencer votre nouveau régime lorsque vous serez équipé de toutes les informations dont vous avez besoin. Les directives générales peuvent ne pas fonctionner selon votre type de corps, votre style de vie, vos objectifs, etc. C'est pourquoi il est préférable que votre médecin vous fournisse un régime personnalisé, avec le régime Dash comme base.

Astuce 2 : Faites la nourriture que vous aimez manger

Qui a dit que suivre un régime devait être une expérience terrible ? La plupart des gens associent une nouvelle alimentation saine à une expérience atroce - ne pas pouvoir manger quelque chose de savoureux, avoir tout le temps faim, se sentir faible, ne pas être prêt à manger avec des amis et la famille et être la personne ennuyeuse du groupe qui commande le côté terne du menu. Eh bien, seuls ceux qui ne savent pas faire preuve de créativité avec leur régime le disent. Il y a des centaines de milliers de choses que vous pouvez faire pour améliorer votre alimentation, et la rendre plus excitante. Le fait que vous mangiez sainement ne signifie pas pour autant que votre alimentation doit être mauvaise, ou qu'elle ne doit absolument pas avoir de goût. Si vous mettez de la saveur dans vos repas diététiques, il vous sera plus facile de continuer à suivre un régime sans perdre votre motivation.

En plus de cela, le régime DASH vient avec plusieurs recettes déjà préparées pour vous. En outre, comme mentionné précédemment, vous pouvez toujours choisir de faire votre propre recette tout en suivant le régime DASH. Votre confiance dans vos repas affecte votre satisfaction. Si vous continuez à avoir des pensées négatives comme quoi le nouvel aliment que vous mangez n'est pas délicieux ou que vous préférez avoir autre chose, alors vous ne goûterez pas à sa bonté. Votre hésitation se reflétera sur votre visage, et les gens commenceront à croire que votre nouveau régime vous punit. Réjouissez-vous, soyez positif et soyez fort. Le goût peut être complètement différent au début, mais cela ne vous tuera pas - vos gémissements accentueraient et tueraient votre aspiration. Alors, donnez une chance aux nouveaux repas et appréciez leur goût avant de vous plaindre, ou de juger que cela a un goût affreux. Vous devez travailler sur votre positivité et vos prouesses mentales, pour que tout dans votre vie puisse aller dans la même direction que votre objectif. Ce qui dans ce cas, est plus sain pour vous.

Astuce 3 : Ne pas trop réfléchir au sujet du régime DASH (La routine)

Parfois, ce qui rend difficile un régime est la pensée constante que vous suivez un régime. Vous vous sentez comme si vous « souffrez » parce que vous ne pouvez pas manger ou boire certaines des choses que vous voulez, ou que vous consommez habituellement. Dans ce cas il peut s'agir de boissons gazeuses, de riz blanc, ou de tout ce qui est prescrit en tant que produit « à ne pas manger ». Une façon de gérer cela est de ne pas penser que vous suivez un régime. Conditionnez-vous pour croire que cette alimentation fait partie de votre vie quotidienne. Faites-en une routine. Peu de temps après, vous réaliserez que vous suivez le régime depuis si longtemps, mais que vous n'y avez plus pensé. C'est aussi une bonne façon de se débarrasser des mauvaises habitudes alimentaires.

Selon les recherches, il faut environ 30 jours pour adopter une nouvelle pratique. Cela peut être difficile au début. Cependant, il est plus probable qu'à la deuxième semaine de répétition d'un nouveau régime, vous soyez plus détendu et plus serein. La nouvelle routine s'intégrera dans votre vie quotidienne. Lorsque vous accomplissez une telle tâche tous les jours, votre cerveau et votre corps sont liés à cette activité. Le nouveau régime devient une partie de votre style de vie. Si vous ne considérez pas le régime DASH comme quelque chose de sain et de calme, et que vous vous pressez continuellement pour des changements en observant des inconforts, ce nouveau programme semblera toujours étranger à votre corps. Et que se passe-t-il si vous continuez à conditionner votre esprit que quelque chose est étranger ? Il le rejette. Votre régime échouera et vos objectifs physiques ne seront pas atteints si vous continuez à penser négativement au sujet de votre nouveau régime.

Astuce 4 : Suivez les recettes

Avez-vous peur de ne pas pouvoir suivre votre nouveau régime ? Parfois, la peur vient de l'inconnu. Si vous n'avez pas suffisamment de connaissances sur le régime DASH, il n'est pas rare de douter que vous puissiez le suivre. Cependant, comme mentionné précédemment, le régime DASH est livré avec des recettes que vous pouvez suivre rapidement pour vos besoins d'alimentation. Si vous ne savez pas ou n'aimez pas cuisiner, ce sera la meilleure chose à faire. Cette astuce est similaire à la seconde, car elle vous encourage à choisir ce que vous mangez. Ceci afin que vous ne renonciez pas facilement au régime simplement parce que vous n'aimez pas le goût, ou que vous en avez assez de manger la même chose. En outre, les recettes que le régime DASH offre sont délicieuses et nutritives. Naturellement, avec le nouveau travail que vous essayez avec le régime Dash, votre cerveau fait plus d'efforts pour suivre le changement. Si vous devez faire vos recherches et planifier de manière approfondie vos nouveaux repas pour cuisiner, vous serez alors très épuisé. Si la soi-disant nouvelle habitude saine vous stresse, il est fort probable que cela échouera ou que vos résultats seront très retardés. Pour vous permettre de maintenir une énergie intense en prenant en main votre vie quotidienne tout au long du nouveau régime, vous pouvez simplement vous faire guider par les recettes de régime DASH fournies. Si vous devez les consulter tous les jours ou toutes les semaines, vous n'aurez pas à vous fatiguer en proposant de nouveaux plats adaptés à votre alimentation. Il vous suffit simplement de les suivre, les consommer, et vous déplacer en douceur vers vos objectifs de santé.

Astuce 5 : Faites le changement progressivement

Avez-vous déjà entendu l'expression « Qui va lentement va sûrement » ? Il est préférable de faire des changements progressifs que radicaux. Vos chances d'atteindre vos objectifs de santé ou physique sont plus élevées si vous faites les choses avec votre propre rythme et vos capacités. Par exemple, si vous prévoyez de suivre le régime DASH, ne changez pas brusquement tout votre programme alimentaire tout de suite, sauf si vous vous adaptez facilement aux changements. Avant le changement de régime alimentaire global prévu, ajoutez lentement l'essentiel du régime DASH à votre régime alimentaire actuel. Vous pouvez manger quelques portions de fruits et légumes chaque jour, ou assimiler d'autres parties du régime DASH à vos repas quotidiens, jusqu'à ce que vous ne mangiez plus que de la nourriture du régime DASH. Faites la transition en douceur et ne choquez pas votre corps et vos papilles gustatives. Il suffit d'ajouter de plus en plus de repas du régime DASH tous les jours, jusqu'à ce que vous vous y habituiez, ou que vous vous sentiez assez fort pour passer à la nouvelle alimentation. Ajoutez plus de ces aliments nutritifs progressivement pour en faire une habitude régulière. Tout comme ce que les gens disent, certaines choses s'en vont aussi vite qu'elles sont venus. Et donc, si vous changez votre alimentation trop rapidement, vous pourriez revenir à votre ancien régime tout aussi rapidement. La clé pour suivre un régime avec succès est la cohérence.

Astuce 6 : Récompensez-vous pour chaque succès, et ne soyez pas trop dur avec vous lorsque vous gaffez

Le cerveau humain fonctionne dans un système de récompense et de punition. Habituellement, une personne cherchera des choses qui lui font ressentir des réponses positives comme le bonheur, l'accomplissement, ou le plaisir. Une personne a tendance à éviter les réponses qui lui font penser à la négativité comme la tristesse, l'inconfort, la colère et la douleur. Vous pouvez vous entraîner à considérer un régime réussi comme une expérience enrichissante. Par exemple, si vous avez toujours respecté votre nouveau régime DASH tout au long de la semaine, alors peut-être que vous pouvez vous offrir des films, un spa, ou aller faire du shopping le week-end. Ou vous pourriez envisager d'avoir un petit jour de triche. Si vous faites cela, vous pourriez réduire le stress possible accompagné par ce changement d'apport alimentaire. Cela va conditionner votre esprit à être déterminé pour votre régime, et vous ne lâcherez pas celui-ci malgré les inconforts de départ. D'autre part, si jamais vous ne respectez pas la cohérence de votre nouveau régime, alors ne soyez pas trop dur avec vous-même. Regardez la situation de manière objective – vous avez pu vous tromper ? Examinez votre situation, reconnaissez vos déclencheurs, et planifiez la façon de surmonter un autre revers. Apprenez de cette erreur, et devenez plus fort en vue de la réalisation de vos objectifs.

Astuce 7 : Bougez et faites de l'exercice

Le régime DASH fonctionne. Toutefois, si vous voulez obtenir des résultats plus tôt, ou voir des changements dans votre santé et votre corps plus rapidement, il est conseillé de faire bouger ce dernier.

Comme pour tous les régimes présents sur le marché, bouger et faire de l'exercice vous aidera de manière significative à atteindre votre objectif. Avoir des activités physiques aide à stimuler votre métabolisme, et à abaisser votre tension artérielle. Surtout si vous êtes le genre de personne qui pourrait trop réfléchir sur le régime, ou que vous êtes sensible aux inconforts apportés par les changements dans votre alimentation, alors il est préférable pour vous de faire régulièrement de l'exercice.

Cela peut vous aider à désencombrer votre esprit, et vous rendre plus résistants aux changements et aux inconforts.

Avec les endorphines libérées pendant l'exercice, vous devenez plus fort mentalement et physiquement, pour relever tous les défis.

En outre, si vous allez à la gym, soulevez des poids, faites une course de puissance, ou si vous faites des promenades dans des paysages paisibles, ou au milieu de personnes qui essaient aussi de rester en bonne santé, alors vous vous sentirez plus motivé. Si vous continuez dans votre routine d'aller à l'école ou au travail, puis revenez à la maison pour faire face à votre nouveau régime en pensant à ce qui vous manque à cause de cela, vous vous sentirez simplement malheureux. En envisageant d'ajouter de l'exercice à votre vie quotidienne, vous aurez moins de temps pour vous apitoyer sur vous, ou de trop penser aux choses. Essayez de faire une promenade tous les matins. Assurez-vous d'avoir un calendrier vous permettant de savoir quand vous devrez faire votre exercice quotidien. Celui-ci n'a pas besoin d'être rigoureux ou extrêmement difficile. L'important est que vous ayez une activité physique.

Pourquoi ne pas essayer d'utiliser les escaliers plutôt que l'ascenseur en allant au bureau ?

Astuce 8 : Recherchez des personnes qui vous rejoindrons

Faire un nouveau régime alimentaire, ou commencer à suivre un programme d'exercices, peuvent tous les deux s'avérer efficaces lorsque vous avez un compagnon. Sauf si vous êtes mal à l'aise à l'idée d'en avoir un, cette astuce sera très utile pour vous aider à suivre un régime, et continuer d'être en meilleure santé. Comment est-ce qu'un régime amaigrissant en compagnie d'autres personnes peut vous aider vous vous demandez ? Eh bien, avoir d'autres personnes qui se joignent à vous, en général, est utile car cela vous permet d'avoir plus de soutien dans vos efforts. Vous serez ainsi rassuré que ce que vous faites en vaut la peine, et que si vous avez un moment difficile, vous aurez quelqu'un pour vous aider à passer au travers.

Si vous avez un compagnon avec vous, alors il ne vous sera pas facile d'abandonner parce que votre motivation et votre engagement seront multipliés par deux, ou plus si vous êtes plus nombreux. Si vous avez quelqu'un avec qui faire quelque chose ensemble, il sera plus facile de s'y tenir. Par exemple, si vous suivez le régime DASH avec un ami ou plusieurs, alors vous pourrez aller faire du shopping pour votre nourriture ou préparer vos repas ensemble. En n'étant pas seul dans ce domaine, il vous semblera y avoir moins de travail, et plus de fun et d'excitation. Habituellement, les gens attendent avec intérêt les activités réalisées avec un ami ou un groupe d'amis. Et ainsi en faisant ce nouveau régime avec quelqu'un, vous aurez hâte de vous retrouver en bonne santé. De plus, en incitant d'autres personnes à suivre le régime DASH, vous devenez une bonne influence, et aidez ces gens à développer une meilleure santé. En plus de vous aider, vous aidez également d'autres personnes dans le processus.

Exemples de Recettes

Le régime DASH est reconnu par le Département de l'Agriculture des États-Unis, comme l'un des plans alimentaires les plus sains disponibles de nos jours. Il confère une efficacité reconnue avec le véganisme, le végétarisme, et le régime méditerranéen. Le régime DASH a même été qualifié par certaines personnes, comme la contrepartie américanisée du régime méditerranéen. Aussi, il met l'accent sur la consommation adéquate de produits alimentaires non transformés, de grains entiers, et de viandes maigres. Ce qui distingue le régime DASH des autres plans alimentaires préexistants, est qu'au lieu d'être restrictif, il est plus inclusif. Et donc au lieu d'une forte inhibition de l'apport calorique, le régime DASH encourage la promotion en quantité convenable de ce dernier. Les chercheurs et les créateurs du régime DASH ont formulé un plan avec des aliments déjà consommés par les gens, de sorte qu'il soit plus facile de gérer et d'adopter ces aliments en question. Ceci au lieu de manger de nouveaux aliments ou des aliments difficiles à trouver, au sein du commerce local.

C'est ici que vous commencez ! Vous pouvez facilement commencer votre régime DASH et vous assurer que vous pouvez vous-y engager, en prenant certaines de ces recettes. Toutes les astuces mentionnées précédemment vous seront utiles lors de la préparation de ces recettes. Le régime DASH présente de nombreuses recettes différentes, allant des entrées aux boissons et aux plats principaux, en passant par les plats de pain et les desserts. Choisissez les recettes qui sont les plus proches de la nourriture que vous consommez habituellement. Vous pourrez sûrement trouver quelque chose que vous aimerez manger.

Pizza Margherita à grains entiers

Ingrédients

Pour la pâte:

- 1 cuillère à café de levure sèche active
- ¾ de tasse d'eau chaude
- ¾ de tasse de farine de blé entier
- 2 cuillerées à soupe de farine d'orge
- 2 cuillères à café de gluten
- 1 cuillère à soupe d'avoine
- 1 cuillère à soupe d'huile d'olive

Pour la garniture

- 2 tasses et demie d'épinards hachées
- 2 tasses et demie de tomates découpées en tranches
- 1 cuillère à soupe d'origan (émincé)
- 1 cuillère à soupe d'ail (émincé)
- 1 cuillère à café de poivre noir

- 2 onces de mozzarella fraîche

Instructions

1. Pour faire la pâte, dissolvez la levure dans l'eau tiède, et laissez reposer pendant 5 minutes. Mélangez les ingrédients secs. Ajoutez l'huile et le mélange d'eau et de levure. Pétrissez le tout pendant 10-15 minutes pour obtenir la meilleure texture. Un mélangeur électrique pourrait être utile, mais pas nécessaire.

2. Laissez lever la pâte au réfrigérateur pendant au moins 1 heure.

3. Préchauffez le four à 450 °F. Sortez la boule de pâte sur une surface farinée de ¼ de pouce d'épaisseur. Placez la pâte sur une plaque à pâtisserie ou une pelure de pizza. Garnissez avec les épinards, les tomates, le basilic, l'origan, l'ail, le poivre noir et la mozzarella. Faites cuire la

préparation au four pendant 10-12 minutes, ou jusqu'à ce que le fromage soit fondu, et que la croûte devienne croustillante. Servez chaud et savourez.

Bœuf Stroganoff

Ingrédients

- ½ tasse d'oignon haché
- ½ livre de steak de bœuf rond, désossée, ¾ de pouces d'épaisseur coupé, tout le gras retiré
- 4 tasses de nouilles aux œufs sans jaunes, non cuites
- ½ boîte de crème de champignons sans gras (non diluée)
- ½ tasse d'eau
- 1 cuillère à soupe de farine tout usage
- ½ cuillère à café de paprika
- 1/2 tasse de crème sure sans gras

Instructions

1. Dans une poêle anti-adhésive, sautez les oignons à feu moyen jusqu'à ce qu'ils soient translucides, ceci pendant environ 5 minutes. Ajoutez le bœuf et

continuez à cuire pendant 5 minutes, ou jusqu'à ce que le bœuf soit tendre et complètement bruni. Egouttez bien et mettez de côté.

2. Remplissez ¾ d'une grande casserole avec de l'eau, et portez celle-ci à ébullition. Ajoutez les nouilles et faites cuire jusqu'à ce qu'elles soient al dente (tendre). Ceci pendant 10 à 12 minutes, ou selon les instructions sur le paquet. Egouttez bien les pâtes.

3. Dans une cocotte, fouettez ensemble la crème de champignons, l'eau et la farine à feu moyen. Remuez jusqu'à ce que la sauce s'épaississe. Cela prendra environ 5 minutes.

4. Ajoutez le mélange de sauce et le paprika au bœuf dans la poêle. À feu moyen, agitez le mélange jusqu'à ce qu'il se réchauffe bien. Retirez du feu et ajoutez la crème sure. Remuez jusqu'à l'obtention d'une consistance homogène.

5. Pour servir, divisez les pâtes entre les assiettes, garnissez avec le mélange de bœufs, et servez immédiatement.

Peau de pommes de terre

Ingrédients

- 2 pommes de terre rousses de taille moyenne
- Spray de cuisson à saveur de beurre
- 1 cuillère à soupe de romarin frais émincé
- 1/8 de cuillère à café de poivre noir fraîchement moulu

Instructions

1. Préchauffez le four à 375 °F.
2. Lavez les pommes de terre et percez-les avec une fourchette. Mettez au four et faites cuire jusqu'à ce que les peaux soient croustillantes. Cela prendra environ 1 heure.
3. Etant donné que les pommes de terre seront très chaudes, coupez-les soigneusement en deux, et évidez la pulpe en laissant environ 1/8 de pouce de

la chair attachée à la peau. Gardez la pulpe pour une autre utilisation.

4. Vaporisez l'intérieur de chaque peau de pomme de terre avec le spray de cuisson à saveur de beurre. Enfoncez-y le romarin et le poivre.

5. Remettez les peaux au four pendant 5 à 10 minutes, puis servez immédiatement.

4. Scones chocolat aux framboises

Ingrédients

- 1 tasse de farine de blé entier
- 1 tasse de farine tout usage
- 1 cuillère à soupe de levure chimique
- ¼ de cuillère à café de bicarbonate de soude
- ⅓ de tasse de beurre à tartiner sans gras trans
- ½ tasse de framboises fraîches ou congelées
- ¼ de tasse de pépites de chocolat miniature
- 1 tasse plus 2 cuillères à soupe de yogourt nature sans matières grasses
- 2 cuillères à soupe de miel
- ½ cuillère à café de sucre
- ¼ de cuillère à café de cannelle

Instructions

1. Mélangez les farines, la levure chimique et le bicarbonate de soude dans un grand bol.

2. Coupez le beurre à tartiner jusqu'à consistance grumeleuse.

3. Ajoutez les baies et les pépites de chocolat, et mélangez doucement.

4. Mélangez le yogourt et le miel dans un petit bol.

5. Ajoutez le mélange de yogourt et de miel au mélange de farine, puis mélangez bien le tout.

6. Placez la boule de pâte sur le comptoir, et pétrissez une ou deux fois.

7. Roulez dans un cercle de ½ pouce d'épaisseur.

8. Coupez en 12 quartiers.

9. Placez sur une plaque à pâtisserie légèrement graissée.

10. Mélangez le sucre et la cannelle dans un petit bol.

11. Parsemez les scones.

12. Faites cuire au four à 400 °F pendant 10 à 12 minutes.

4. Palette de fruits saisonniers

Ingrédients

- ¼ de cuillère à café de cannelle
- ¼ de cuillère à café de sucre
- 2 tasses de fraises congelées, non sucrées (décongelées)
- ½ tasse de sucre en poudre
- 1 carambole découpée
- 1 pêche dénoyautée et découpée
- 1 poire dénoyautée et découpée
- 1 prune dénoyautée et découpée
- 1 kiwi pelé et découpé
- Des feuilles de menthe fraîche pour la garniture

Instructions

1. Dans un petit bol, mélangez la cannelle et le sucre et mettez de côté.

2. Dans un robot culinaire ou un mélangeur, mixez les fraises et le sucre en poudre. Pulsez jusqu'à consistance onctueuse.

3. Versez le mélange dans des assiettes à dessert avec rebord.

4. Disposez les fruits en tranches au-dessus.

5. Saupoudrez avec le mélange de cannelle et de sucre.

6. Garnissez de menthe fraîche et servez immédiatement.

5. Glace arc-en-ciel

Ingrédients

- 1 tasse et demie de fraises, de cantaloup et de pastèque découpés en dés
- ½ tasse de myrtilles
- 2 tasses de jus de pomme à 100% (ou un autre jus préféré)
- 6 gobelets en papier (6 à 8 onces chacun)
- 6 bâtonnets d'artisanat

Instructions

1. Mélangez les fruits et répartissez le mélange uniformément dans les gobelets en papier.
2. Versez 1/3 de tasse de jus de pomme dans chaque gobelet en papier.
3. Placez les gobelets sur une surface plane dans le congélateur.
4. Congelez partiellement pendant environ 1 heure.
5. Insérez un bâtonnet au centre de chaque gobelet, et laissez congeler jusqu'à consistance ferme avant de savourer.

6. Salade de poulet Buffalo

Ingrédients

- 3 à 4 onces de blancs de poulet
- 2 piments chipotle entiers
- ¼ de tasse de vinaigre de vin blanc
- ¼ de tasse de mayonnaise faible en calories
- 2 branches de céleri découpées en dés
- 2 carottes coupées en bâtonnets
- 1 petit oignon jaune découpé en dés (environ ½ tasse)
- ½ tasse de rutabaga ou un autre légume-racine découpé en tranches fines
- 4 onces d'épinards coupés en lanières
- 2 tortillas de grains entiers (12 pouces de diamètre)

Instructions

1. Vous pouvez utiliser des restes de poulet ou de poulet rôti si vous en avez. Sinon préchauffez le four à 375 °F, ou démarrez le gril.
2. Faites cuire ou griller les blancs de poulet pendant environ 10 minutes de chaque côté, jusqu'à ce que la température intérieure soit de 165 °F.
3. Retirez le poulet, refroidissez-le et coupez-le en cube.
4. Dans un mélangeur, réduisez en purée les piments chipotle avec du vinaigre de vin blanc et de la mayonnaise.
5. Placez tous les ingrédients sauf les épinards et les tortillas dans un bol, et mélangez bien.
6. Placez 2 onces d'épinards et la moitié du mélange dans chaque tortilla et enveloppez. Puis, coupez chaque enveloppe en deux pour servir.

7. Chili blanc au poulet

Ingrédients

- 1 boîte (10 onces) de poulet en morceaux
- 3 tasses de haricots blancs cuits
- 1 boîte (14,5 onces) de tomates en dés faibles en sodium
- 4 tasses de bouillon de poulet faible en sodium
- 1 oignon moyen haché
- ½ poivron vert moyen haché
- 1 poivron rouge moyen haché
- 2 gousses d'ail hachées
- 2 cuillères à café de poudre de piment
- 1 cuillère à café de cumin moulu
- 1 cuillère à café d'origan séché
- Du poivre de Cayenne selon la préférence
- 6 cuillères à soupe de fromage Monterey Jack râpé faible en matières grasses

- 3 cuillères à soupe de coriandre fraîche hachée
- 6 onces de croustilles de tortilla cuites au four (environ 65 chips)

Instructions

1. Dans une grande casserole à soupe, ajoutez le poulet, les haricots, les tomates et le bouillon de poulet. Couvrez et laissez mijoter à feu moyen.
2. Pendant ce temps, pulvérisez une poêle anti-adhésive avec un spray de cuisson. Ajoutez les oignons, les poivrons et l'ail, et sautez le tout jusqu'à ce que les légumes soient tendres. Cela prendra 3 à 5 minutes.
3. Ajoutez le mélange d'oignons, de poivrons et d'ail dans la casserole à soupe.
4. Incorporez la poudre de chili, le cumin, l'origan, et le poivre de Cayenne selon la préférence.

5. Laissez mijoter pendant environ 10 minutes, ou jusqu'à ce que tous les légumes soient tendres.

6. Versez la préparation dans des bols réchauffés.

7. Saupoudrez chaque portion avec 1 cuillère à soupe de fromage et une cuillère à café de coriandre.

8. Servez avec des chips cuites sur le côté (environ 6 à 8 chips avec chaque portion de chili).

8. Velouté de tomates au curry

Ingrédients

- 2 cuillères à soupe d'huile d'olive
- 1 tasse et demie d'oignon finement haché
- 1 tasse de céleri finement haché
- 1 cuillère à café d'ail haché
- 1 cuillère à soupe de poudre de curry selon la préférence
- 3 tasses de tomates en conserve égouttées sans sel ajouté
- 1 feuille de laurier
- ½ cuillère à café de thym
- Du poivre noir moulu selon la préférence
- 1 tasse de riz brun à longs grains
- 6 tasses de légumes ou de bouillon de poulet faible en sodium
- 1 tasse de lait sans matières grasses
- 1 tasse et demie de cubes de pommes

Instructions

1. Dans une marmite, chauffez l'huile à feu moyen.
2. Ajoutez l'oignon, le céleri et l'ail.
3. Faites revenir jusqu'à ce que les légumes soient tendres. Ceci pendant environ 4 minutes.
4. Ajoutez la poudre de curry et faites cuire en remuant pendant environ 1 minute.
5. Ajoutez les tomates, la feuille de laurier, le thym, le poivre noir et le riz.
6. Remuez constamment tout en portant à ébullition.
7. Ajoutez le bouillon de poulet.
8. Portez une fois de plus à ébullition, puis laissez mijoter pendant environ 30 minutes.
9. Lorsque le riz est tendre, retirez la feuille de laurier.
10. Versez la soupe dans un robot culinaire ou dans un mélangeur, et réduisez le tout en purée onctueuse.

11. Versez la soupe dans une casserole et ajoutez-y le lait et les cubes de pomme.

12. Faites cuire jusqu'à ce que ce soit bien chaud.

13. Versez dans des bols réchauffés individuels et servez immédiatement.

9. Ceviche de crevettes

Ingrédients

- ½ livre de crevettes crues coupées en morceaux de ¼ de pouce
- Le zeste et le jus de 2 citrons
- Le zeste et le jus de 2 citrons verts
- 2 cuillères à soupe d'huile d'olive
- 2 cuillères à café de cumin
- ½ tasse d'oignon rouge découpé en dés
- 1 tasse de tomates découpées en dés
- 2 cuillères à soupe d'ail haché
- 1 tasse de haricots noirs cuits
- ¼ de tasse de piment Serrano découpé en dés avec les graines retirées
- 1 tasse de concombre découpé en dés, pelé et épépiné
- ¼ de tasse de coriandre hachée

Instructions

1. Placez les crevettes dans une casserole peu profonde, recouvrez avec du jus de citron et de citron vert, et réservez le zeste.

2. Réfrigérez pendant au moins 3 heures, ou jusqu'à ce que les crevettes soient fermes et blanche.

3. Mélangez le reste des ingrédients dans un autre bol, et mettez de côté tandis que les crevettes cuisent à froid.

4. Au moment de servir, mélangez les crevettes et le jus de citrons avec le reste des ingrédients.

5. Servez avec des chips de tortilla cuites au four.

Portions alimentaires recommandées

Si vous êtes le type de personne qui aime créer ses plats, alors n'hésitez pas à utiliser votre créativité. Mis à part les recettes santé, voici l'essentiel du régime DASH que vous pouvez utiliser comme lignes directrices dans la préparation de vos repas. Vous trouverez ci-dessous quelques suggestions du régime DASH, et les portions que vous pouvez suivre :

Grains: 6 à 8 portions par jour

- Les céréales comprennent le pain, les céréales, le riz et les pâtes. Des exemples d'une portion de grains comprennent une tranche de pain de blé entier, 1 once de céréales sèches, ou ½ tasse de céréales cuites, de riz ou de pâtes.

- Mettez l'accent sur les grains entiers parce qu'ils ont plus de fibres et de nutriments que les grains raffinés. Par exemple, utilisez du riz brun au lieu du riz blanc, des pâtes de blé entier au lieu de pâtes ordinaires, et du pain à grains entiers au lieu du pain blanc. Recherchez les produits étiquetés « 100% de grains entiers » ou « 100% de blé entier ».

- Les céréales sont naturellement pauvres en matières grasses, évitez donc de répandre du beurre dessus, ou d'ajouter des sauces à la crème et au fromage.

Légumes: 4 à 5 portions par jour

- Les tomates, les carottes, les brocolis, les patates douces, les légumes et autres légumes sont remplis de fibres, de vitamines et de minéraux tels que le potassium et le magnésium. Des exemples d'une portion comprennent 1 tasse de légumes verts à feuilles crus, ou ½ tasse de légumes crus ou cuits découpés.

- Ne pensez pas que les légumes ne sont que des accompagnements. Un mélange de légumes copieux servi sur des nouilles de riz brun ou de blé entier, peut servir de plat principal pour un repas.
- Les légumes frais ou surgelés sont deux bons choix. Lorsque vous achetez des légumes surgelés et en conserve, choisissez ceux étiquetés comme faible en sodium ou sans sel ajouté.
- Pour augmenter le nombre de portions, soyez créatif. Dans un sauté par exemple, réduisez la quantité de viande par deux, et doublez celle des légumes.

Fruits: 4 à 5 portions par jour

- Beaucoup de fruits ont besoin de peu de préparation pour devenir une partie saine d'un repas ou d'une collation. Comme les légumes, ils sont riches en fibres, en potassium et en magnésium, et sont par ailleurs faibles en matières grasses. Toutefois, les exceptions comprennent les avocats et les noix de coco. Des exemples d'une portion de fruits comprennent un fruit moyen ou ½ tasse de fruits frais, surgelés ou en conserve, et même 4 onces de jus.

- Prenez un morceau de fruit avec les repas en guise de collation, puis terminez votre journée avec un dessert de fruits frais garni avec un peu de yogourt faible en gras.

- Utilisez des pelures comestibles lorsque cela est possible. Les pelures de pommes, de poires, et de la plupart des fruits avec des noyaux, ajoutent une texture intéressante aux recettes. Ces pelures contiennent des éléments nutritifs sains, ainsi que des fibres saines.

- Rappelez-vous que les fruits et jus d'agrumes à l'instar du pamplemousse, peuvent interagir avec certains médicaments. Afin de vérifier cela, consultez votre médecin ou votre pharmacien, pour savoir ce qui vous convient.
- Si vous choisissez des fruits ou des jus en conserve, assurez-vous qu'il n'y a pas de sucre ajouté.

Produits laitiers: 2 à 3 portions par jour

- Le lait, le yaourt, le fromage et d'autres produits laitiers sont des sources importantes de calcium, de vitamine D et de protéines. Mais la clé est de vous assurer que vous choisissez des produits laitiers faibles en gras, ou alors sans gras. Parce que sinon, ils peuvent être une source importante de graisse, et la majeure partie est saturé. Des exemples d'une portion comprennent 1 tasse de lait écrémé à 1%, 1 tasse de yogourt, ou encore 1 once et demie de fromage.

- Le yogourt glacé faible en gras ou sans gras, peut vous aider à augmenter le nombre de produits laitiers que vous consommez, tout en vous offrant une friandise sucrée. Ajoutez des fruits pour une touche saine.

- Si vous avez du mal à digérer les produits laitiers, choisissez des produits sans lactose, ou envisagez de prendre un produit en vente libre qui contient l'enzyme lactase. Celui-ci peut réduire ou prévenir les symptômes de l'intolérance au lactose.

- Allez-y doucement avec les fromages ordinaires et même sans gras, parce qu'ils sont généralement riches en sodium.

Viande maigre, volaille et poisson: 6 portions ou moins par jour

- •La viande peut être une source importante de protéines, de vitamines B, de fer et de zinc. Mais parce que même les variétés maigres contiennent des matières grasses et du cholestérol, vous ne devez pas en faire un pilier de votre alimentation. Diminuez les portions de viandes typiques d'un tiers ou de moitié, et comblez avec des légumes. Des exemples d'une portion comprennent 1 once de volaille cuite sans peau, des fruits de mer, de la viande maigre, ou 1 œuf.

- Coupez la peau et la graisse de la volaille et de la viande, puis faites cuire, griller ou rôtir, au lieu de faire frire dans du gras.
- •Mangez du poisson sain pour le cœur, comme le saumon, le hareng et le thon. Ces types de poissons sont riches en acides gras oméga-3, qui peuvent aider à réduire votre taux de cholestérol global.

Ces suggestions sont quelques-unes des portions directement citées du régime DASH. Ce qui a été présenté ici sont des quantités bien équilibrées de portions qui vous aideront à atteindre votre objectif, qui est de faire baisser votre pression artérielle ou de réduire votre poids.

Changez pour un mode de vie plus sain

Un régime seul ne fera pas de vous une personne en meilleure santé. Même si le fait de bien manger crée une amélioration significative de votre santé, vous pouvez faire encore mieux. Ou si votre nouveau régime n'a pas progressé, quelques changements de mode de vie sont recommandés. Par exemple, si vous souffrez d'hypertension, la cause de votre maladie n'est pas seulement due à une mauvaise alimentation, mais aussi à vos habitudes. Il est logique que vous changiez non seulement votre programme alimentaire, mais aussi vos autres pratiques pour réduire ou éliminer votre hypertension. Voici quelques changements progressifs que vous pourriez appliquer à votre vie :

- Consommer plus d'eau - buvez un peu plus d'eau chaque jour. Il est recommandé de consommer au moins 2 litres d'eau par jour. Limitez ou éliminez toutes les boissons sucrées comme les sodas, les boissons chocolatées, les milk-shakes sucrées, le café, etc...

- Boire moins - En particulier diminuez vos apports d'alcool, car la plupart des beuveries sont associées à d'autres mauvaises habitudes
- Fumer moins - réduisez votre habitude de fumer jusqu'à ce que vous soyez capable d'arrêter. Éloignez-vous des individus fumeurs ou des zones réservées aux fumeurs. Et surtout, limitez les risques de respirer la fumée secondaire.
- Dormir mieux - dormez plus si vous n'avez pas assez de sommeil, et dormez suffisamment si vous en avez trop
- Consommer de meilleurs desserts - vous pouvez consommer des fruits en guise de desserts, au lieu de ceux habituels remplis de sucre comme la crème glacée, les chocolats, les bonbons, les gâteaux et autres pâtisseries. Si vous voulez consommer des bonbons, prenez des portions plus petites.

- Eviter le sel - au lieu d'utiliser le sel dans votre cuisine, utilisez des herbes et des épices à la place. Pour éviter d'utiliser du sel ou de limiter son accessibilité, ne mettez pas de salière sur votre table à manger.

- Changer de casse-croûte habituel - la plupart des gens optent pour les collations salées et sucrées. Lorsque vous commencez à chercher un autre sac de croustilles de pommes de terre ou une boîte de beignets, prenez plutôt des fruits frais à la place. Une autre chose que vous pouvez grignoter sont les lanières de légumes. Vous pouvez garder les carottes découpées, les mélanges de légumes verts et de poivrons, pour une collation rapide.

- Être plus actif - épargnez-vous au moins 10 minutes par jour pour faire de l'exercice comme marcher, prendre les escaliers, faire du vélo, faire du jogging, etc. Si possible, il est préférable d'avoir au moins 30 minutes pour cela.

- - Planifier des exercices - tracez-vous un plan d'exercice, ou procurez-vous un compagnon d'entraînement ou un entraîneur personnel, pour pouvoir vous maintenir en forme.

- Faire un bilan de santé - consultez régulièrement votre médecin au lieu de seulement faire un tour à la clinique lorsque vous êtes malade. Il est préférable de vérifier votre tension artérielle, votre taux cholestérol sanguin et vos niveaux de glucose, en temps opportun.

Il est difficile de faire un brusque changement dans votre mode de vie. Et donc, essayez d'appliquer une ou deux de ces règles semaine par semaine, jusqu'à ce que vous preniez l'habitude. En un rien de temps, vous vous habituerez à un mode de vie sain, et vous serez tout naturellement un individu en bonne santé.

CHAPITRE 3 : LES RÉCOMPENSES QUE VOUS GAGNEREZ

Avec le régime DASH ayant son fondement sur la santé plutôt que sur la vanité, il y a tellement d'avantages que vous pouvez obtenir en suivant ce mode d'alimentation. Voici quelques-unes de ces grandes récompenses, pour vous aider à mieux comprendre et à faire le premier pas pour améliorer votre vie.

La prévention du diabète

On estime qu'aux Etats-Unis, il y a 29,1 millions de personnes qui souffrent de diabète. Sur ces 29,1 millions de personnes, 8,1 millions d'entre elles sont non diagnostiquées ou ne sont pas au courant de leur état actuel. Chez les adultes de 20 ans et plus, plus d'une personne sur 10 souffre de diabète. Et chez les personnes âgées (65 ans et plus), ce chiffre monte à plus d'un sur quatre. Le diabète n'est pas quelque chose à prendre à la légère. Une personne qui est affectée par cette condition peut faire l'expérience de dommages de gros vaisseaux sanguins du cerveau, du cœur ou des jambes. Les dommages de petits vaisseaux sanguins sont également possibles. Cela peut même causer des problèmes au niveau des yeux, des reins, des pieds et des nerfs. En ce moment, il n'y a toujours pas de remède pour le diabète. Dans cet esprit, la meilleure chose à faire est de suivre le dicton ; « Mieux vaut prévenir que guérir ».

Il existe deux principaux types de diabètes : celui de Type 1 et celui de type 2. La différence entre les deux est fondamentalement la façon dont ils sont acquis. Toutefois, ils ont le même effet. Le diabète est causé par l'augmentation du glucose dans le sang, qui à son tour est causée par le manque d'insuline, ou par le fait que le corps ne répond pas correctement à l'insuline déjà présente. C'est là que le régime de DASH joue son rôle. Selon une étude menée par Angela D. Liese, PhD, MPH, Michele Nichols, MS, Xuezheng Sun, MSPH, Ralph B. D'Agostino, Jr., PhD et Steven M. Haffner, MD au cours de laquelle ils ont associé la survenue de diabète de type 2 chez les personnes de races et de lieux différents, mais aussi de différents genres ayant tous suivi le régime DASH, ils ont pu conclure de leur étude que ce dernier peut en effet se révéler bénéfique pour la prévention du diabète.

Étant donné que ce régime favorise l'amélioration de la sensibilité à l'insuline, il contribue également à prévenir l'apparition du diabète chez la personne qui le suit. Selon plusieurs études concernant les effets de l'alimentation accompagnée de différents degrés d'exercice sur la survenue du diabète, des essais randomisés antérieurs des interventions de ce style de vie ont montré que l'augmentation de l'activité physique associée à un régime alimentaire pour encourager la perte de poids, peut diminuer l'incidence du diabète de type 2 chez les personnes sensibles. Les interventions du régime étaient à cet effet axées sur la restriction calorique, la consommation réduite de matières grasses, et la consommation accrue de fibres. Dans l'ensemble, l'exercice ainsi que les interventions alimentaires ont entraîné une perte de poids significative, et réduit le risque de diabète de 37%. A propos du régime DASH spécifiquement, il est clair qu'il est dans cette catégorie puisque ce régime alimentaire va vous aider à réduire votre taux de graisse et la consommation de sodium. Ceci pour ne consommer que de bons glucides riches en fibres, et beaucoup d'autres aliments.

La perte de poids

Perdre du poids est possible quand il y a moins de calories dans le corps. Le régime de DASH, cependant, ne met pas l'accent sur la réduction de l'apport calorique. Il suggère des aliments riches en nutriments, au lieu de ceux riches en calories pour perdre quelques centimètres de taille. Une alimentation riche en fibres s'est avérée être efficace pour perdre du poids.

La meilleure façon d'être en bonne santé est d'avoir une alimentation bien équilibrée, qui est en même temps riche en nutriments. Et le régime DASH est tout à fait cela. En raison de sa malléabilité, il permet un régime efficace et durable. Il ne laisse pas le corps privé et affamé, contrairement à d'autres plans de régime. Il ne fait que réduire le nombre de graisses et de sucreries transformées, et rembourse cela avec des fruits, des légumes et des produits laitiers faibles en matières grasses. Bien que le régime DASH ait été initialement créé pour abaisser la tension artérielle, il est également bénéfique pour la perte de poids. Ceci est dû à son régime alimentaire qui implique des aliments réels avec la bonne proportion de protéines, et avec beaucoup de fruits et légumes. Parce qu'il est en même temps sain et souple, il est applicable tout au long de la vie. Il n'est pas non plus restrictif chez les adultes ou les personnes qui ont des problèmes de santé. Tout le monde peut suivre ce régime, y compris les enfants ou toute la famille. Avec le régime DASH comme plan de repas sain du ménage, il serait moins nécessaire ou pas du tout, que quiconque surveille son alimentation. Il est très bénéfique pour les personnes qui gagnent du poids en raison du syndrome métabolique, du diabète de type 2, du syndrome des ovaires polykystiques, et du gain de poids après la ménopause.

La prévention de l'hypertension

Le sigle DASH signifie « Dietary Approaches to Stop Hypertension ». En français, Approche Diététique pour Stopper l'Hypertension. Aux États-Unis seulement, l'hypertension touche plus de cinquante millions de personnes. Sur le plan international, les personnes qui ont une pression artérielle élevée atteignent jusqu'à 1 milliard. Selon l'Organisation Mondiale de la Santé, l'hypertension provoque environ 7,1 millions de décès par an. L'hypertension est un cas grave, car il affecte non seulement la pression artérielle, mais provoque également d'autres conditions physiques. A cet effet, il induit la crise cardiaque, l'accident vasculaire cérébral, l'insuffisance cardiaque, et même la maladie rénale. En suivant le régime DASH, vous vous épargnez les risques d'hypertension, mais vous vous tenez aussi à l'écart d'autres maladies des systèmes circulatoire et excrétoire.

Pour vous donner un aperçu de ce qu'est une pression artérielle saine et du moment où vous devriez commencer à vous inquiéter, voici une explication au sujet de la pression artérielle normale. Il y a deux numéros enregistrés lorsque la pression artérielle est prise. L'un est systolique, et l'autre est diastolique. En effet, le nombre au-dessus est systolique, tandis que celui du bas est diastolique. La valeur systolique est généralement plus élevée que la valeur diastolique. Cette première représente la mesure de la pression dans les artères, au fur et à mesure que les muscles du cœur se contractent, ou qu'il bat. D'autre part, la valeur diastolique représente la mesure de la pression dans les artères, entre les contractions musculaires dans le cœur, ou lorsque celui-ci est au repos ou se remplit de sang. La plage normale pour la pression systolique est de 120 ou moins, tandis que la plage normale pour la pression diastolique est de 80 ou moins. Ainsi, un plus grand nombre que ceux-ci implique la tendance à avoir de l'hypertension.

La prévention de l'ostéoporose

Un autre avantage du régime DASH concernant la santé, est qu'il vous évite d'avoir de l'ostéoporose. C'est une maladie au cours de laquelle le corps produit trop ou trop peu d'os, ou alors connait des pertes osseuses. Elle est assez fréquente chez les personnes âgées. Le nouveau régime DASH peut vous aider à éviter de souffrir de cette maladie. C'est un régime alimentaire riche en calcium, en protéines et en potassium, qui sont tous des minéraux nécessaires pour prévenir ou ralentir l'ostéoporose. Les aliments tels que le lait, la viande maigre, les céréales, les légumes à feuilles et les fruits, aident à construire des os plus forts. Et grâce à cela, lorsque vous serez plus âgée, vous bénéficierez d'une bonne santé et d'une bonne posture, à condition de commencer à suivre le régime DASH le plus tôt possible.

La santé des reins

Les problèmes rénaux sont parmi les maladies les plus courantes, dont sont atteints les individus de nos jours. Ceci des infections du tractus urinaire (ITU), puis des calculs rénaux, jusqu'à une insuffisance rénale. Ceux-ci sont causés par des dépôts minéraux excessifs dans les reins, qui forment des pierres. Uriner devient alors très douloureux. Cela crée également d'autres douleurs corporelles telles que les maux de dos intenses. Les dépôts élevés de minéraux dans les reins résultent d'un apport élevé en sodium, qui déshydrate le corps et surmène les reins. Le régime DASH contribue à l'abaissement de sodium dans les repas, ce qui le rend finalement très utile dans la prévention et la récupération des problèmes rénaux.

La prévention du cancer

L'une des maladies que les gens craignent le plus est le cancer. Le cancer est quelque peu imprévisible, car il peut atteindre tout le monde. Cependant, les chances d'en contracter un peuvent être abaissées en adoptant le régime DASH. La concentration élevée de fibres, de vitamines et d'antioxydants dans les fruits, les légumes et les grains entiers du régime DASH, diminue ou stoppe complètement l'effet des radicaux libres. L'un d'eux est l'ensemble des sous-produits de la respiration cellulaire. Celui-ci provoque une mutation dans les cellules saines, qui peut conduire au cancer.

CONCLUSION

Sans aucun doute, le régime DASH est de loin le programme d'alimentation le plus efficace et le plus utile. Ceci non seulement pour ceux qui ont des conditions physiques, mais aussi pour ceux qui ont pour objectif de perdre quelques kilos. Il y a tellement d'avantages dont on peut profiter en suivant le régime DASH. Bien que ce soit un nouveau programme d'alimentation, il se révèle être moins difficile pour l'adaptation, contrairement à d'autres régimes préexistants. Le régime DASH est très bénéfique pour les personnes de tous les âges, et même pour toute la famille. Ses principaux objectifs sont d'aider avec :

- L'hypertension ou une pression artérielle élevée
- Le diabète
- La perte de poids

De plus, il est idéal pour la réduction et la prévention de l'ostéoporose, les problèmes rénaux et le cancer. Le régime DASH est un programme alimentaire très nutritif.

En résumé, son idée générale sur la façon de manger sainement nécessite de garder à l'esprit que :

- Pour les céréales et produits céréaliers : 6 à 8 portions comprennent au moins trois aliments à base de grains entiers comme le pain en tranches, des céréales sèches, des céréales cuites, des pâtes, du riz ou de l'orge

- Pour les fruits : 4 à 5 portions comprennent des pamplemousses, des bananes, des raisins secs et fruits secs

- Pour les légumes : 4 à 5 portions comprennent des feuilles d'épinards, des poivrons, des tomates en tranches, des choux, des courgettes, des champignons portobello et des aubergines

- Pour les produits laitiers faibles en gras ou sans matières grasses : 2 à 3 portions comprennent du lait écrémé à 1%, du yaourt à faible teneur en matières grasses et du fromage
- Pour les viandes maigres, le poisson et la volaille : 6 portions ou moins comprennent du blanc ou des cuisses de poulet frais, de la poitrine de dinde fraîche, du filet de bœuf, de la surlonge, du steak rond, du bœuf haché extra-maigre, du rôti de longe de porc, du filet de porc, du poisson frais, et du thon en conserve faible en sodium
- Pour les noix, les graines et les légumineuses : 4 à 5 portions par semaine comprennent du beurre de noix et des graines de tournesol non salées
- Pour les graisses saines : 2 à 3 portions comprennent des olives, des arachides, de l'huile de canola, de l'huile de soja et de l'huile de maïs

- Pour les sucreries : 2 portions ou moins comprennent un brownie carré de 2 pouces, un petit beignet, une barre de chocolat miniature, 2 petits biscuits, un petit muffin, et 1 petit morceau de tarte ou de gâteau

En adhérant à ce régime, vous consommerez naturellement moins de sel. Si vous ne pouvez pas suivre les échantillons de recettes proposées dans ce livre et que vous voulez cuisiner les mêmes plats que vous concoctez habituellement, vous pouvez limiter votre consommation de sodium en mettant simplement moins ou pas de sel dans tous les repas que vous préparez. En outre, cela contribuera à éliminer les salières sur votre table à manger, de sorte que vous ne continuerez plus à ajouter du sel dans vos repas. Une autre chose à regarder en plus de votre consommation de sodium, est votre consommation d'alcool. Les mâles doivent réduire leur consommation de liqueur au maximum de 2 verres par jour, tandis que les femmes devraient se limiter à un seul. En contrôlant la consommation d'alcool, le poids sera mieux géré, la pression artérielle sera normale, et la déshydratation sera moins susceptible de se produire.

Ce livre de régime DASH vous donne tout ce dont vous avez besoin pour être en meilleure santé. En plus de vous donner des recettes réelles que vous pouvez utiliser pendant que vous êtes encore nouveau dans le régime, il suggère également des changements de mode de vie que vous pouvez adopter pour être en meilleure santé. Mais aussi, pour aider dans les progrès que le régime DASH apportera à votre corps. Rappelez-vous de ces habitudes saines que vous devez intégrer progressivement dans votre vie quotidienne.

- Boire plus d'eau chaque jour, et réduire la consommation de boissons sucrées et alcoolisées

- Cesser de fumer ou rester loin de la fumée secondaire
- Grignoter des fruits et des légumes, et consommer juste de petites portions de sucreries et de graisses
- Utiliser des herbes et des épices à la place du sel, et ne pas mettre de salière sur votre table à manger pour éviter d'ajouter plus de sel dans vos repas
- Faire de l'exercice au moins 10 minutes par jour si vous êtes vraiment occupé, comme prendre les escaliers, marcher, faire du vélo ou du cheval
- Trouver un copain d'entraînement ou un entraîneur personnel, afin que vous puissiez faire au moins 30 minutes d'exercice 4 à 5 fois par semaine
- Consulter votre médecin régulièrement

Votre objectif de parvenir à une meilleure santé est à votre portée. Le régime DASH est votre meilleur choix pour aller vers cette aspiration. Contrairement à d'autres régimes, celui-ci est axé sur la prévention ou la réduction de certaines conditions physiques, au lieu de se concentrer uniquement sur la perte de poids pour bien paraître. Visez d'abord votre santé de base, et votre vigueur se manifestera de l'extérieur avec un corps en forme. Vous n'êtes pas seul à lutter durement avec votre tentative initiale dans le régime DASH, parce que même ce livre à lui seul contient des recettes et les lignes directrices que vous pouvez utiliser au quotidien pour votre nouveau mode de vie sain. Essayez pendant une semaine et vous saurez combien c'est facile. Ceci pour que vous progressiez rapidement à une deuxième, une troisième, jusqu'à une quatrième semaine, puis jusqu'à une vie totalement saine.

Derniers Mots

Merci encore d'avoir acheté ce livre !

J'espère vraiment que ce livre est en mesure de vous aider.

La prochaine étape pour vous est de **vous joindre à notre bulletin d'informations par e-mail**, pour recevoir des mises à jour de nos nouvelles versions de livres, ou des promotions à venir. Vous pouvez vous inscrire gratuitement et en prime, vous recevrez également notre livre : « 7 erreurs de remise en forme que vous ne savez pas que vous commettez » ! Ce livre bonus décompose beaucoup d'erreurs de conditionnement physique les plus courantes, et démystifie beaucoup de la complexité et de la science de la remise en forme. Avoir toutes ces connaissances de remise en forme et de science, organisées dans un livre étape par étape, vous aidera à démarrer dans la bonne direction pour votre voyage de remise en forme ! Pour vous joindre à notre bulletin d'informations par e-mail et obtenir votre livre gratuit, veillez vous rendre à l'adresse www.hmwpublishing.com/gift et vous inscrire.

Enfin, si vous avez aimé ce livre, je voudrais vous demander une faveur, seriez-vous assez aimable pour laisser un commentaire pour ce livre ? Ce serait vivement apprécié !

Merci et bonne chance dans votre voyage!

À propos du co-auteur

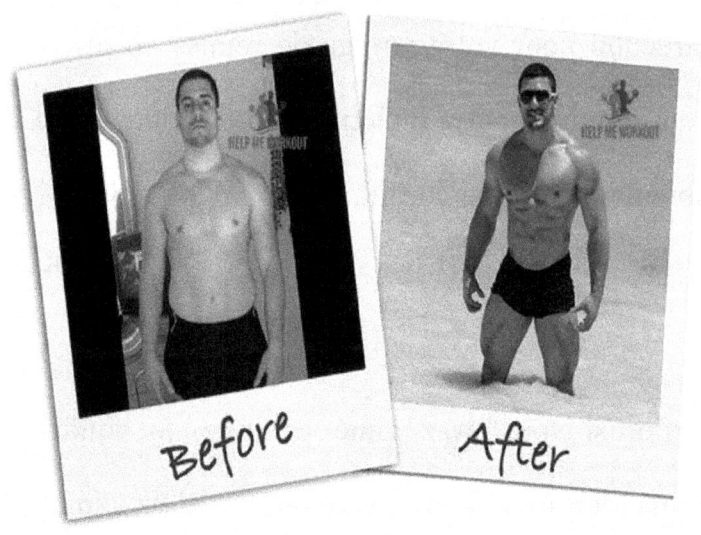

Mon nom est George Kaplo, et je suis un entraîneur personnel certifié à Montréal, au Canada. Je vais commencer par dire que je ne suis pas le gars le plus costaud que vous ayez jamais rencontré, et cela n'a jamais vraiment été mon objectif. En fait, j'ai commencé à travailler pour surmonter ma plus grande insécurité quand j'étais plus jeune, qui était le manque de confiance en soi. Cela était dû à ma taille d'1m68, qui m'a empêché de tenter quoi que ce soit pour ce que je voulais réaliser dans la vie. Vous pouvez passer par des défis en ce moment, ou vous pouvez tout simplement vous remettre en forme, et je peux certainement vous en dire long.

Pour moi personnellement, j'ai toujours été un peu intéressé par le monde de la santé et de la remise en forme. Je voulais gagner un peu de muscle en raison des nombreuses brimades dans mon adolescence, concernant ma taille et mon surpoids. Je me suis dit que je ne pouvais rien faire pour ma taille, mais que je pouvais faire quelque chose pour mon corps. Ce fût le début de mon voyage de transformation. Je ne savais pas par où commencer, mais je me suis lancé. Je me sentais inquiet et parfois, j'avais peur que d'autres personnes se moquent de moi à cause des exercices que j'exécutais parfois dans le mauvais sens. J'ai toujours souhaité avoir un ami à côté de moi, qui aurait été assez bien informé pour m'aider à démarrer, et « me montrez les ficelles ».

Après beaucoup de travail, d'études, d'innombrables essais et d'erreurs, certaines personnes ont commencé à remarquer que je devenais de plus en plus en forme. Je commençais donc à former un vif intérêt pour le sujet. Cela a conduit beaucoup d'amis et de nouveaux visages à venir me voir, et me demander des conseils de remise en forme. Au début, cela semblait étrange quand les gens me demandaient de les aider à se remettre en forme. Mais ce qui m'a permis de continuer, est qu'ils ont commencé à voir des changements sur leur propre corps, et m'ont dit que c'était la première fois qu'ils voyaient des résultats concrets ! A partir de là plus de gens ont continué à venir vers moi, et ça m'a fait prendre conscience après avoir tant lu et étudié dans ce domaine, qu'il m'a aidé mais aussi permis d'aider les autres. Je suis aujourd'hui un entraîneur personnel entièrement certifié, et je forme de nombreux clients à ce jour qui ont obtenu des résultats étonnants.

Aujourd'hui, mon frère Alex Kaplo (également un entraîneur personnel certifié) et moi possédons et exploitons cette entreprise d'édition, où nous apportons des auteurs passionnés et experts pour écrire sur des sujets de santé et de remise en forme. Nous dirigeons également un site en ligne de remise en forme : «HelpMeWorkout.com». Je vous invite à visiter le site Web à la page suivante et souscrire à notre bulletin d'informations par e-mail (vous recevrez même un livre gratuit) : www.hmwpublishing.com/gift.

Dernier point mais non le moindre, si vous êtes dans la même position dans laquelle j'étais autrefois et que vous voulez quelques conseils, n'hésitez pas et demandez... Je serai là pour vous aider!

Votre ami et entraîneur,

George Kaplo
Entraîneur personnel certifiéd

Téléchargez un autre livre gratuitement

Je tiens à vous remercier d'avoir acheté ce livre, et je vous offre un autre livre (tout aussi long et précieux que celui-ci), « Les Erreurs de Santé et de Remise en Forme Que Vous Ne Savez Pas Que Vous Commettez », totalement gratuit.

Visitez le lien ci-dessous pour vous inscrire et le recevoir:
www.hmwpublishing.com/gift

Dans ce livre, je briserai les erreurs de santé et de remise en forme les plus courantes, que vous commettez probablement en ce moment. Je vais également vous révéler comment vous pouvez facilement obtenir la meilleure silhouette de votre vie!

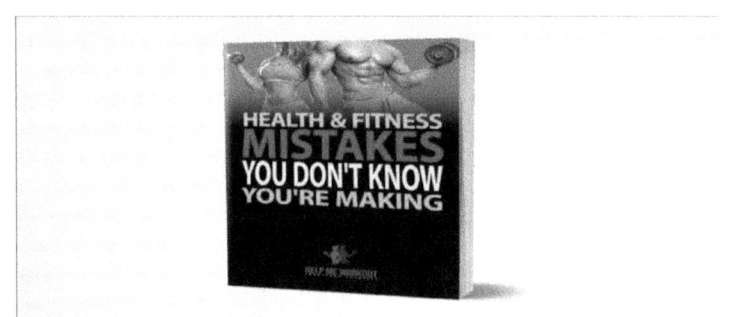

En plus de ce cadeau précieux, vous aurez aussi l'occasion d'obtenir nos nouveaux livres gratuitement, de profiter de nos offres, et de recevoir d'autres e-mails précieux de moi. Encore une fois, visitez le lien suivant pour vous inscrire: www.hmwpublishing.com/gift

Copyright 2017 par HMW Publishing - Tous droits réservés.

Ce document de HMW Publishing appartenant à la société A & G Direct Inc., vise à fournir des informations exactes et fiables en ce qui concerne le sujet et les problèmes couverts. La publication est vendue avec l'idée que l'éditeur n'est pas obligé de rendre la comptabilité, officiellement autorisée, ou autrement, des services qualifiés. Si un conseil est nécessaire, légal ou professionnel, une personne pratiquant dans la profession doit être recommandée.

A partir d'une déclaration de principes qui a été acceptée et approuvée également par un Comité de l'Association du Barreau Américain et un Comité des Editeurs et des Associations.

En aucun cas, il est légal de reproduire, dupliquer ou transmettre une partie de ce document par des moyens électroniques ou imprimés. L'enregistrement de cette publication est strictement interdit, et tout stockage de ce document n'est pas autorisé, sauf avec l'autorisation écrite de l'éditeur. Tous les droits sont réservés.

Les informations fournies ici sont déclarées véridiques et cohérentes, en ce sens que toute responsabilité, en termes d'inattention ou autre, par tout usage ou abus de toute politique, processus, ou instructions contenues à l'intérieur, est la responsabilité solitaire et totale du lecteur destinataire. En aucun cas, aucune responsabilité légale ou reproche ne sera faite à l'éditeur pour toute réparation, dommage ou perte monétaire due aux informations contenues dans ce document, que ce soit directement ou indirectement.

Les informations contenues dans le document ci-présent sont uniquement fournies à titre informatif et sont universelles. La présentation de l'information est sans contrat, ou tout type d'assurance de garantie.

Les marques utilisées sont sans aucun consentement, et la publication de la marque est sans l'autorisation ou le soutien du propriétaire de la marque. Toutes les marques déposées et les marques dans ce livre sont seulement à des fins de clarification, et sont la propriété des propriétaires eux-mêmes, non affiliés à ce document.

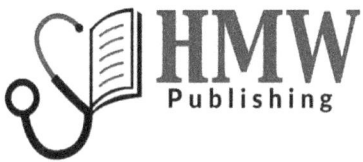

Pour plus de livres exceptionnels visitez :

HMWPublishing.com

www.ingramcontent.com/pod-product-compliance
Lightning Source LLC
Chambersburg PA
CBHW071114030426
42336CB00013BA/2082